L. LANDAU

Professeur à l'Université
de Berlin.

—◆—

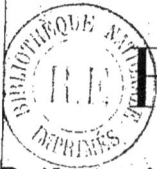

REIN MOBILE

Pathogénie, Symptômes et Indications opératoires.

————

*Communication faite à la cinquième session de l'Association française
d'Urologie, Paris 1901.*

————

CLERMONT (OISE)

IMPRIMERIE DAIX FRÈRES
3, PLACE SAINT-ANDRÉ, 3

—

1902

REIN MOBILE

PATHOGÉNIE, SYMPTOMES ET INDICATIONS OPÉRATOIRES

PAR

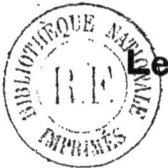

Le Docteur L. LANDAU

Professeur à l'Université
de Berlin.

---

*Communication faite à la cinquième session de l'Association
française d'Urologie, Paris, 1901.*

CLERMONT (OISE)

IMPRIMERIE DAIX FRÈRES

3, PLACE SAINT-ANDRÉ, 3

—

1902

REIN MOBILE

PATHOGÉNIE, SYMPTOMES & INDICATIONS OPÉRATOIRES

PAR

Le Docteur L. LANDAU
Professeur à l'Université de Berlin.

Messieurs,

Si en ma qualité de gynécologue et d'étranger, je me permets de prendre la parole, je crois pouvoir justifier mon intervention par le fait que le rein mobile est en général une affection des femmes. D'ailleurs, autant que je sache, j'ai été le premier qui, depuis plus de vingt ans, ai attiré dans une monographie (1) l'attention des médecins sur la grande fréquence du rein mobile et sur les maladies consécutives dont les causes n'étaient guère connues. Je vise tout particulièrement le soi-disant étranglement du rein, l'hydronéphrose et la pyonéphrose simples et intermittentes.

Avant 1880, le rein mobile était considéré comme une curiosité anatomique dépourvue d'intérêt pour le clinicien ; des opinions contraires se manifestèrent après l'introduction de l'antisepsie dans la chirurgie. La néphrectomie devenant une opération simple, tout à coup les reins mobiles furent considérés par quelques-uns comme une affection si grave que, même sans complications, elle

(1) L. LANDAU. — *Wanderniere der Frauen*; Berlin, 1881.

devint justiciable de la néphrectomie. On parvint heureusement bientôt à modérer ces excès opératoires. Et c'est alors que d'autres méthodes virent le jour, entre autres, et surtout, la néphropexie.

Il faut donc remercier sincèrement M. le président de cette illustre Société, dont je suis heureux de me compter parmi les membres, d'avoir proposé pour la discussion le sujet de la pathogénie et des indications opératoires du rein mobile, sujet qui ne regarde pas seulement les urologistes, mais présente également un intérêt général. Avant de formuler mon jugement sur la néphropexie, je me permets de développer en quelques mots mes idées sur la pathogénie et les symptômes du rein mobile.

Je laisse de côté les ectopies congénitales, qui résultent de malformations et sont souvent accompagnées d'autres anomalies. Les reins sont alors en général fixes. Les troubles qu'ils produisent n'ont rien de commun avec ceux des reins mobiles ordinaires. Ceux-ci ne sont pas d'origine congénitale.

Je ne reconnais une disposition innée pour le rein mobile que dans les cas où il s'agit d'une étroitesse primitive de la portion inférieure de la cage thoracique. Cette étroitesse résulte pour moi de ce fait qu'à un moment donné, par suite de phénomènes de croissance rapide, les portions squelettiques supérieures et inférieures du corps se sont développées, la partie inférieure de la cage thoracique ne participant pas proportionnellement, pour des motifs que j'ignore, au développement du système osseux. A ce premier élément : insuffisance de développement, s'en joint un second : l'action des mouvements respiratoires qui refoulent mécaniquement le rein.

Et le rein se déplace d'autant plus facilement que la lordose est plus accentuée. Il y a là un phénomène analogue à celui que nous retrouvons pour l'utérus dont la chute est favorisée par un pubis faiblement incliné.

Les reins, dans ce cas spécial, restent déplacés et mobi-

les ordinairement des deux côtés. Les sujets ont extérieu-
rement l'apparence de phtisiques, parfois même ils le
sont. J'ai observé beaucoup de cas de ce genre, mais jamais les reins mobiles des deux côtés ne déterminent le
moindre accident. Je suis assez porté à ne pas consi-
dérer cet état des reins, en présence d'un thorax très
étroit, comme pathologique.

On peut ranger dans le même groupe les reins des-
cendus et mobiles chez des personnes scoliotiques. Je
n'ai rien à objecter à ceux qui désignent ces reins sous
le nom de reins scoliotiques. J'irai plus loin, je trouve cette
désignation utile, puisqu'elle rappelle la scoliose comme
cause du rein mobile et de beaucoup d'autres affections.

Au point de vue pathogénique, il me faut mentionner
encore le mal de Pott dorso-lombaire. Il est évident que
les systèmes suspenseurs du rein seront relâchés par
suite des suppurations secondaires du tissu conjonctif. En
réalité cette cause n'a qu'une importance relative, car, le
plus souvent, dans les formes du mal de Pott avec suppurations secondaires les malades succombent.

La plupart des reins mobiles dont la connaissance est
très importante pour le médecin, représentent un mal
acquis et proviennent d'autres causes anatomiques et mé-
caniques.

En voici une des causes principales : c'est un amaigrissement rapide ou intense. Si la graisse diminue de quantité ou disparaît dans la capsule rénale, le rein peut ballot-
ter dans cette capsule ; si en même temps la graisse des
parois abdominales, du péritoine et de l'épiploon, ainsi
que celle qui est située sous le fascia rétrorénal décroît, la
capsule rénale même se déplace, à cause de son poids
spécifique, supérieur à celui des intestins ; le rein descend
quand la malade se tient debout, de sorte que l'on peut
reconnaître ce rein au-dessous de la deuxième côte par la
palpation bi-manuelle, telle que je l'ai d'ailleurs décrite
dans ma monographie.

Le déplacement du rein une fois établi, les mouvements respiratoires, indifférents auparavant, favorisent un abaissement ultérieur. La mobilité augmente d'autant plus que les malades maigrissent davantage et que les contractions de tous les muscles de la cavité abdominale sont fortes et répétées. La constipation opiniâtre, exigeant des efforts répétés pour la défécation, l'habitude de soulever de lourds objets, un travail trop pénible, la pression du thorax et de l'épigastre occasionnée par une constriction trop serrée (ceintures, corset) sont des causes qui exagèrent rapidement la mobilité du rein.

Voilà pourquoi nous trouvons les reins mobiles dans beaucoup de convalescences de fièvres graves, accompagnées d'un amaigrissement rapide. Mais la mobilité des reins se constate aussi dans les maladies non fébriles, qui provoquent de l'amaigrissement intense, telles la gastrite chronique, l'ulcère, le cancer de l'estomac, la lithiase biliaire, même la dyspepsie chronique.

Une autre cause importante consiste dans les changements répétés de volume et de tension de l'abdomen tels que nous les observons chez les femmes accouchant fréquemment à dates rapprochées et chez les malades auxquelles nous extirpons des tumeurs volumineuses. Les parois abdominales qui entre autres fonctions ont pour but de sangler les intestins, subissent d'importantes modifications.

Les muscles abdominaux distendus, relâchés, parésiés, sont parfois atrophiés, leur élasticité est modifiée, de même que celle de la peau des fascia et du péritoine ; en un mot il se produit ce que nous appelons (1): *venter pendulus*. Par suite de ce relâchement, les viscères abdominaux descendent, grâce à la pesanteur, tant que leurs ligaments, les mésocolons et la pression intraabdominale le permettent. On observe ici la chute de l'utérus et le pro-

(1) *Loc. cit.*

lapsus du vagin et des intestins, l'état que M. Glénard a désigné sous le nom significatif d'entéroptose. J'ai décrit cet état dans mes livres publiés en 1881 et 1885 (1) comme conséquence du *venter pendulus*.

Pareillement, les organes de la partie supérieure de l'abdomen, le foie, les reins et quelquefois la rate s'abaissent ; secondairement les ligaments et replis péritonéaux s'allongent. Ceci nous explique pourquoi l'on a souvent considéré par erreur cet allongement des plis et des ligaments comme une cause primaire et congénitale du déplacement des organes.

Le sexe féminin fournit le contingent le plus grand au rein mobile. Les femmes sont exposées plus que les hommes aux troubles relatifs à l'alimentation. (Je rappelle que l'ulcère de l'estomac, la lithiase biliaire, l'hystérie, les maladies nerveuses, la dyspepsie nerveuse, se trouvent surtout chez des femmes).

On ne peut nier que la mode aussi ne joue un certain rôle dans la pathogénie du rein mobile. Mais il ne faut pas exagérer ce rôle, en accusant seulement le corset. Lorsqu'il est porté comme du temps de Cruveilhier et des époques où une taille de guêpe était à la mode, il a évidemment une influence funeste.

Cependant les reins mobiles se présentent assez souvent chez des femmes qui n'ont jamais porté de corset ; de plus, le corset moderne se présente, à de nombreux points de vue, tellement conforme à l'hygiène, qu'il répond d'une façon presque parfaite aux exigences que j'avais formulées pour le traitement du rein mobile.

Le port de chaussures à hauts talons Louis XV, incriminé par quelques auteurs, n'a aucune importance. Il est vrai que ces talons provoquent des changements dans la courbure de la colonne vertébrale. Mais justement la partie près de laquelle sont situés les reins se distingue

(1) L. Landau. — Wanderleber und Haengebauch, Berlin 1885.

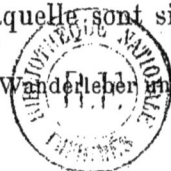

par sa grande immobilité, de sorte que la prétendue aug-
mentation de la lordose par les hauts talons n'existe pas
en réalité.

Reste encore à mentionner l'influence que peuvent
exercer les déplacements des organes génitaux. La chute
de l'utérus et le prolapsus du vagin et primitifs et secondaires peuvent agir sur les reins de la façon suivante. Ils
déterminent une ptose des intestins, ainsi que le relàche-
ment des parois abdominales (venter pendulus). Il en résulte, dans la position verticale des malades, un tiraillement direct sur l'uretère et sur le péritoine périrénal.

Enfin les maladies primaires du rein, par exemple des
tumeurs ou l'hydronéphrose, peuvent être la cause d'un
rein flottant.

Outre des causes chroniques et constantes, ce sont des
accidents traumatiques qu'on a voulu rendre responsables
de l'affection que nous étudions. J'ai eu souvent l'occa-
sion, en ma qualité d'expert auprès de l'institut d'assu-
rance de l'Etat contre les accidents et l'invalidité, de
m'occuper de cette question. Je dois vous avouer, en toute
sincérité, qu'il m'est impossible de citer un seul cas où
sans autres complications la mobilité seule se soit pro-
duite dans un rein normalement situé. Par contre, lorsque le rein est déjà déplacé, j'ai constaté maintes fois
qu'un traumatisme quelconque peut l'abaisser davantage;
que ce traumatisme produise ou non une déchirure de la
capsule ou du parenchyme glandulaire et s'accompagne
ou non d'hémorrhagies variées et d'inflammations secondaires (para. et péri-néphrite). Dans ces derniers cas le
rein reste fixé par des adhérences ou devient au contraire
plus mobile qu'il ne l'était auparavant. La plupart des cas,
sur lesquels je fus consulté concernaient des simulatrices,
qui avaient le plus grand intérêt à rattacher la mobilité de
leur rein, existant déjà avant l'accident, à cet accident
même. Il serait cependant injuste de croire à une simula-
tion toutes les fois que le rein mobile n'est pas la consé-

quence directe de l'accident. J'ai rencontré des cas où chez des personnes bien portantes auparavant sous tous les rapports, se développait, par suite de l'accident, une névrose traumatique avec amaigrissement rapide et rein mobile consécutif.

J'ai insisté sur ce point à cause de l'importance pratique ; car presque tous les gouvernements prennent soin de faire assurer les ouvrières contre les accidents et l'invalidité. C'est notre devoir à nous médecins, d'éclairer les sociétés privées et publiques ainsi que les tribunaux sur la justesse des réclamations. La connaissance de la pathogénie du rein mobile comporte, à cet égard, un intérêt social.

Vu la multiplicité des causes étiologiques dans le rein mobile, on rencontre les symptômes morbides les plus différents, sans que l'on ait le droit de les attribuer précisément au rein affecté. Dans un très grand nombre de cas à diagnostic incertain, le médecin, il est vrai, est tenté de croire que le rein mobile est la cause de tout le mal et de ne traiter que le déplacement du rein.

Parmi les symptômes ambigus nous rencontrons surtout les douleurs. De caractères variables, parfois lancinantes, parfois sourdes, tantôt minimes, tantôt insupportables, elles sont exagérées parfois par la marche, par les efforts ; chez les uns, elles irradient de la région rénale vers la moitié correspondante de l'abdomen ; chez les autres, elles rayonnent vers l'épaule ou vers la hanche et la jambe correspondante ; d'autres souffrent d'indigestion, d'état nauséeux, de dyspepsie, d'autres enfin se plaignent de coliques rénales. Mais il me faut constater qu'en règle générale le rein mobile pur, sans autres complications, ne cause pas de douleurs, ni spontanées, ni provoquées. Pourtant il arrive très souvent que des personnes affectées d'un rein mobile non compliqué se plaignent de douleurs parfois très fortes dans la région de l'hypochondre, douleurs que réveille la moindre palpation.

C'est que chez une grande partie de ces malades existe un état nerveux, tout analogue à celui que nous trouvons dans les cas dit d'ovarialgie. On attribue au rein mobile les douleurs dans l'hypochondre comme celles de la région iliaque à l'ovaire.

Or, il s'agit dans les deux régions d'une névralgie pure.

C'est à l'école française, surtout à Charcot, que revient le mérite d'avoir débrouillé ces faits.

M. Remak et moi avons pu démontrer, presque avec la force d'une expérience physiologique, que les douleurs de la maladie dite ovarialgie n'ont rien de commun avec les ovaires. Dans beaucoup de cas les douleurs persistent après l'oophoropexie ou l'extirpation de l'ovaire normal ou morbide. Il en est de même pour le rein mobile. J'ai vu maintes fois les douleurs rénales, pour lesquelles on avait fait l'opération, persister, soit après la néphropexie, soit même après la néphrectomie.

Les douleurs attribuées au rein mobile sont tout à fait du même ordre que celles de l'ovarialgie ; on peut rencontrer ces douleurs simultanément ; pour moi, elles relèvent de troubles des nerfs viscéraux, soit cérébro-spinaux, soit sympathiques.

Si l'on se donne la peine d'examiner la sensibilité de ces malades à rein mobile et que l'on recherche les stigmates hystériques, on demeure surpris du nombre considérable de personnes qui présentent ces stigmates et l'on ne peut raisonnablement attribuer au rein déplacé les douleurs que l'on constate. Il faut en dire autant du nervosisme et de la neurasthénie. Je me suis assuré à différentes reprises et chez beaucoup de malades qu'il s'agit presque toujours d'une simple coïncidence.

Voilà pourquoi je me refuse à admettre la forme dite douloureuse du rein mobile non compliqué et je préfère pour désigner les douleurs l'expression de névralgie de la région rénale ou mieux de la région sous-thoracique. Il en est de même du rein mobile soi-disant dyspeptique.

Je ne puis non plus admettre que le rein mobile, non compliqué, cause des troubles digestifs par influence réflexe, ou, comme quelques auteurs le prétendent, par compression directe de l'estomac. On constate que le rein mobile ne vient jamais, au moins du côté droit, directement en contact avec l'estomac normal et que les troubles digestifs, l'obstruction intestinale, l'ictère, la lithiase biliaire, ne sont que phénomènes accessoires ou primitifs.

Pour prouver que les symptômes considérés d'ordinaire comme caractéristiques et pathognomoniques des reins mobiles ne le sont pas, je me borne à insister sur ce fait, qu'il n'est pas d'affection qui prête à plus d'erreurs de diagnostic que le rein mobile ; on trouve en opérant et le fait est signalé : le foie mobile ou hypertrophié, la vésicule biliaire, le cancer de l'estomac ou des intestins. Parfois même on ne trouve rien du tout, il faut admettre alors qu'on a été induit en erreur par la contraction des muscles carrés lombaires et des obliques.

Regardons maintenant la grande quantité des néphropexiées. Ce sont en partie des personnes chez lesquelles on avait constaté uniquement un rein mobile, sans qu'elles eussent souffert de douleurs quelconques, ce sont des femmes hystériques avec toutes sortes de troubles en différents endroits ; ce sont des malades qui se dévoilent plus tard comme tabétiques, dont les crises rénales étaient attribuées à un rein mobile ; ce sont des malades affectées de néphrite, de calculs rénaux, de lésions de la vessie, et d'autres maladies des plus variées.

Je concède volontiers qu'une partie de ces malades se trouvent mieux, ou même guéries après la néphropexie. Mais ce résultat repose sur l'influence suggestive, qu'on peut observer après toute opération, sur le repos dans le décubitus horizontal, sur les soins convenables, sur la nourriture abondante ; toutes choses qui exercent une influence heureuse sur les phénomènes causant ou accompagnant

le rein mobile et qui servent quelquefois au rétablisse-
ment du rein même. Si dans de pareils cas la néphropexie
n'est pas nuisible, elle est au moins absolument superflue.
Mais la plupart des néphropexiées ne sont ni guéries, ni
soulagées, même si les reins restent fixés. D'ailleurs, le
rein ne saurait jamais être remis exactement à sa place
normale, et après y avoir été fixé approximativement, il
redevient souvent mobile. Dans l'un ou l'autre de ces cas,
les douleurs persistent, de nouvelles douleurs s'y ajou-
tent même, surtout chez les femmes hystériques, qui présentent de l'hyperesthésie de la région cicatricielle. Quelques opérées sont désespérées par les souffrances qu'elles
éprouvent dans la cicatrice. Cette hyperesthésie peut
acquérir une telle acuité qu'elle rend la vie insuppor-
table. J'ai gardé souvenir vivant de deux opérées de cette
sorte, dont l'une tenta de se suicider après une néphropexie bilatérale et dont l'autre se noya pour le même mo-
tif.

Mais je suis le dernier à nier que le rein mobile puisse
causer des accidents.

On s'aperçoit mieux des véritables troubles dans les
cas où la cause du rein mobile, l'amaigrissement, disparaît et où les parois abdominales reprennent leur élasticité antérieure et leur tonus primitif, sans que le rein
mobile revienne à sa place. Ces cas permettent d'étudier
isolément les vrais symptômes du rein mobile et de fixer
ainsi d'une façon rationnelle les indications opératoires,
lorsque la thérapeutique usuelle se montre en défaut.
Pour reconnaître si des désordres indéterminés proviennent du déplacement du rein, on n'a qu'à remettre le rein
à sa place et à prescrire aux malades pour quelque temps
une position horizontale. Si elles ne sont pas soulagées de
leurs troubles cela prouve que ces troubles ne sont pas
fonction du rein mobile. Si les troubles cessent, le rap-
port est probable à condition, bien entendu, qu'on puisse
écarter toute autre maladie. Alors nous sommes libres

d'établir un diagnostic et des conclusions *ex juvantibus et nocentibus*.

Je ne puis admettre que les véritables troubles du rein mobile soient provoqués par le tiraillement des plexus nerveux du rein et, par contre-coup, des plexus voisins. Je suis plutôt d'avis qu'il faut les mettre sur le compte des troubles de la circulation rénale. Outre les congestions, il existe de plus graves symptômes qui dépendent du rein mobile et sur lesquels j'ai d'ailleurs insisté dans ma monographie. Ce sont des symptômes fonctionnels, concernant la sécrétion et l'excrétion des urines. La sécrétion peut être altérée principalement par la coudure et la torsion de la veine rénale ; l'excrétion par la coudure et la torsion de l'uretère. J'ai démontré qu'une grande partie des hydro et pyonéphroses de gros volume relèvent du rein mobile par un mécanisme analogue à celui qui préside aux formations des grandes poches d'hydro et de pyosalpinx. Heureusement, la fréquence des troubles fonctionnels, en proportion de la fréquence des reins mobiles, est minime, et nous savons actuellement les reconnaître dès leur apparition. S'il s'agit essentiellement d'une coudure de la veine rénale, la congestion du rein qui s'en suit cause, par la tension de l'organe, des douleurs sourdes. Il y a modifications quantitatives et qualitatives des urines, l'oligurie alterne avec la polyurie ; on trouve du sang dans l'urine ; mais très rarement en quantité suffisante pour qu'on ait le droit de parler d'hématurie. Si la torsion de la veine se fait subitement, on observe les signes physiques du soi-disant étranglement rénal. Comme je crois l'avoir démontré, ce cortège symptomatique, très inquiétant, n'est pas du tout provoqué par un étranglement du rein, mais uniquement par la cessation brusque de la circulation dans la veine rénale.

Si l'uretère est tordu et coudé, une tumeur apparaît pour disparaître ensuite. C'est de cette manière que naît l'hydronéphrose intermittente. Les malades souffrent ordi-

nairement de coliques rénales prononcées et de douleurs
irradiant de la région lombaire jusque vers l'uretère, en
même temps surviennent des frissons et des nausées.

Si l'on hésite au point de vue du diagnostic, la cystos-
copie et le cathétérisme de l'uretère permettent maintenant de reconnaître si les voies d'excrétion sont perméa-
bles.

Ce n'est que dans ces cas rares, où l'on constate les troubles fonctionnels de l'excrétion et de la sécrétion, qu'on
est autorisé, selon moi, à tenter la néphropexie aussi élevée
que possible, lorsque la thérapeutique usuelle demeure
insuffisante.

Mais je m'élève contre l'opération faite dans un but pro-
phylactique pour éviter que le rein mobile puisse être
ultérieurement le point de départ des complications.

Reste-t-il donc une indication pour la pexie du rein mobile non compliqué, sans troubles fonctionnels ? D'après
mes nombreuses observations, non. Je me suis convaincu
qu'on arrive à des résultats excellents par des moyens
orthopédiques, tel que ceintures, bandages, le massage,
l'électricité, repos dans le décubitus horizontal et par le
traitement des maladies accompagnant ou causant la mobilité des reins.

Il suffit d'ailleurs, pour soulager efficacement les malades, de restreindre la mobilité excessive du rein ; lors même
qu'on n'arrive pas à le replacer complètement.

J'avoue d'ailleurs, entre parenthèses, que je ne suis point
fâché de laisser au rein une certaine mobilité. J'estime, en
effet, qu'organe de la cavité abdominale, soumis comme
tous les autres organes abdominaux et pelviens à des varia-
tions de pression dues aux actes physiologiques : respira-
tion, digestion, changement d'attitudes du corps, — le
rein doit participer à la mobilité relative des autres viscères.

La néphropexie aurait encore une certaine valeur, même
dans les cas où elle n'est pas strictement indiquée, s'il était

possible du moins de fixer le rein à sa place normale. On n'y réussit pas, même avec le meilleur procédé, celui qui a été proposé par M. le président.

Par toutes les méthodes, on ne fait que transformer un rein *déplacé, mais mobile, en un rein déplacé, mais fixe.* C'est pour cela également que je me suis élevé expressément contre l'application des pelotes et surtout des pelotes à ressort dans la région de l'hypochondre. Loin de supprimer les douleurs, elles en provoquent de nouvelles. Pour le soulagement des malades, je le répète, il n'importe pas de rétablir l'état anatomique normal et idéal, il suffit de restreindre la mobilité excessive du rein. Et pour cela je préconise la ceinture hypogastrique qui, soulevant les parois abdominales, maintenant les intestins, agit par leur intermédiaire sur le rein.

Chez les femmes, la fixation des reins à une place anormale est d'autant plus contre-indiquée qu'elles souffrent fréquemment d'affections des organes génitaux, retentissant maintes fois sur l'uretère. Ainsi en est-il du prolapsus du vagin et de l'utérus, des tumeurs pelviennes, des myomes, des kystes de l'ovaire intra-ligamenteux, de la paramétrite et du cancer. Et je m'en voudrais de passer sous silence la grossesse où trop souvent la sécrétion et l'excrétion des urines sont déjà gênées par le développement de l'utérus.

J'irai plus loin. La néphropexie, dans ce dernier cas, non seulement constitue une mauvaise condition immédiate, mais rend encore impossible cette sorte de guérison spontanée du rein mobile, guérison anatomique vraie, qu'on observe pendant la grossesse et qui parfois est durable.

Toutes les considérations précédentes paraîtront peut-être doctrinaires, mais elles résultent pour moi d'une façon indiscutable des cas que j'ai observés.

Les faits dont nous nous entretenons dans cette discussion sont fort intéressants en eux-mêmes, en raison de l'importance même de l'organe rein. Mais il ne faut pas perdre de vue que la question est plus générale. Elle est plus haute. Ce qui est vrai pour le rein l'est pour les autres organes de la cavité abdominale : foie, utérus, annexes, estomac même, pour lesquels les pexies par des procédés opératoires multiples sont fondées sur les mêmes raisons et sur des indications que j'estime moins motivées encore que pour le cas qui nous occupe.

Arrivé aux termes de mon étude, je suis heureux d'adresser ici mes remerciements à M. le président et à cette illustre société. J'ai eu grand plaisir à discuter un sujet d'un intérêt considérable et j'espère qu'en raison de cet intérêt, vous ne m'en voudrez pas d'avoir tant abusé de votre patience. Quelques mots pour terminer et pour conclure et ces mots, vous me pardonnerez de les emprunter à votre illustre clinicien Trousseau, qui, pressentant, je pense, et la néphrectomie et la néphropexie pour rein mobile simple, a dit :

« Le pronostic du rein déplacé n'a vraiment pas de gravité ; il ne devient grave que par les erreurs auxquelles il peut donner naissance, et le traitement erroné qui en découle est ordinairement d'autant plus actif que le médecin est moins convaincu. »

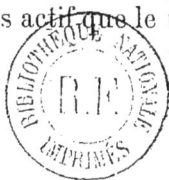

Clermont (Oise). — Imprimerie DAIX frères.

www.ingramcontent.com/pod-product-compliance
Lightning Source LLC
Chambersburg PA
CBHW050458210326
41520CB00019B/6258